Dr Ernest PISSARD

DE L'UNIVERSITÉ DE PARIS

Pharmacien de 1re Classe

DES

OSTÉITES PRIMITIVES TUBERCULEUSES

DE

L'OMOPLATE

RUFFEC

★ Imp. A. PISSARD ★

1899

Dr Ernest PISSARD

DE L'UNIVERSITÉ DE PARIS

Pharmacien de 1re Classe

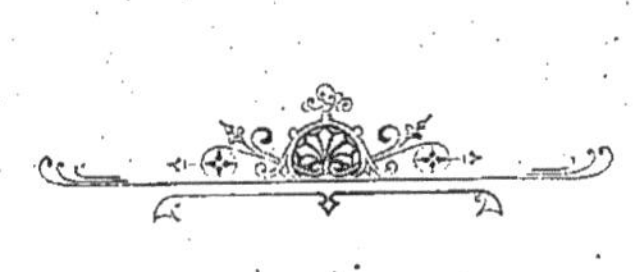

DES

OSTÉITES PRIMITIVES TUBERCULEUSES

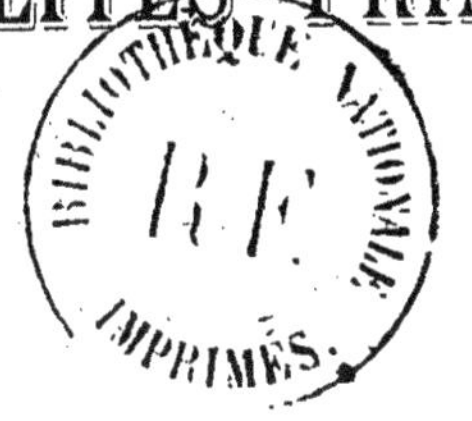

DE

L'OMOPLATE

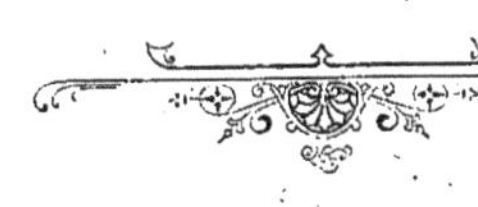

RUFFEC

★ Imp. A. PISSARD ★

1899

A LA MÉMOIRE

DE MON PÈRE ET DE MON FRÈRE

A MA MÈRE

A MON FRÈRE

A MES PARENTS

A MES AMIS

A MON PRÉSIDENT DE THÈSE

M. LE PROFESSEUR TILLAUX

CHIRURGIEN DE L'HOPITAL DE LA CHARITÉ

MEMBRE DE L'ACADÉMIE DE MÉDECINE

COMMANDEUR DE LA LÉGION D'HONNEUR

AVANT-PROPOS

Arrivé au terme de nos études nous nous félicitons de pouvoir offrir ce modeste travail à notre excellente mère comme un témoignage de piété filiale pour tous les sacrifices qu'elle s'est imposés pour nous.

Il est de notre devoir de remercier ici tous ceux qui, à l'Hôpital ou à la Faculté, ont été nos maîtres.

MM. les docteurs Talamon, Faisans et Duflocq nous ont, les premiers, appris l'auscultation et l'examen clinique des malades. Nous garderons de leur enseignement si clair, un précieux et utile souvenir.

Nous sommes profondément reconnaissant à M. le docteur Edg. Hirtz de l'intérêt qu'il n'a cessé de nous témoigner au cours de l'année que nous avons passée dans son service. Nous lui devons la plupart de nos connaissances cliniques et thérapeutiques. Nous tenons à rendre hommage autant à la haute bienveillance du maître qu'à la science du praticien.

Nous avons eu le bonheur, à l'Hôpital Broussais, puis à l'Hôpital de la Charité, d'être l'élève de M. le professeur agrégé Campenon. Pendant les deux années que nous avons passées près de lui, nous avons appris, par la méthode rigoureuse qu'il apporte à l'examen du malade, toutes les difficultés, mais aussi tout l'intérêt et surtout la nécessité absolue d'un diagnostic ferme et précis. Nous devons à ce maître le meilleur de ce que nous pensons ; nous n'oublierons jamais ses savantes leçons et c'est de ses excellents conseils que nous nous inspirerons toujours dans les diverses circonstances de notre vie médicale.

Pendant six mois, MM. les professeurs agrégés RIBEMONT-DESSAIGNE et LEPAGE nous ont initié à l'art des accouchements avec une patience et un talent dont nous les remercions tout particulièrement.

Nous avons voulu étudier tout spécialement les maladies des voies urinaires et nous ne pouvions mieux faire, à cet effet, que de suivre les savantes et pratiques cliniques de M. le professeur GUYON.

Nous n'aurons garde d'oublier MM. les professeurs agrégés SCHWARTZ et RICARD ainsi que M. le docteur RIEFFEL dont nous avons pu apprécier le bon sens clinique et l'habileté opératoire.

Nous devons à M. le docteur BROCQ la plupart de nos connaissances dermatologiques ; qu'il soit assuré de notre entier dévouement.

Que notre vénéré maître M. le professeur TILLAUX veuille bien agréer l'hommage de toute notre gratitude pour l'honneur qu'il nous fait en acceptant la présidence de cette thèse.

INTRODUCTION

La tuberculose peut frapper primitivement l'omoplate, elle peut être secondaire et venir d'un os du voisinage. Dans la très grande majorité de ces derniers cas, la tuberculose du scapulum apparaît à la suite d'arthrite de l'épaule dont le point de départ est d'ordinaire un tubercule de la tête humérale. Les observations abondent, où, dans le cours d'une résection de l'épaule pour scapulalgie tuberculeuse, on trouve une cavité glénoïde érodée, dépourvue de cartilage, fongueuse, creusée, et plus ou moins détruite par un abcès tuberculeux. Dans certains cas, exceptionnels il est vrai, il semble même que le point de départ du processus tuberculeux ait été, non la tête humérale, ou la synoviale articulaire, mais la cavité glénoïde de l'omoplate elle-même (Péan) (1). Il en est de l'épaule comme de la hanche. La lésion primitive est, dans cette articulation du membre inférieur, localisée à la tête fémorale dans la très grande majorité des cas ; dans la synoviale exceptionnellement, dans la cavité cotyloïde rarement.

Mais peu nous importe cette discussion. Lorsqu'en effet, la tuberculose de l'omoplate est glénoïdienne, soit primiti-

---

(1) Péan. *Th. Paris,* 1860.

vement, soit secondairement, le type clinique devient si spécial à cause des désordres et des signes articulaires, qu'il mérite une description particulière ; on a affaire à une arthrite scapulo-humérale, à une scapulalgie, à une scapulo-tuberculose. Nous n'étudierons pas cette affection.

De même la propagation tuberculeuse peut se faire de l'extrémité externe de la clavicule à l'acromion. On a une arthrite acromio-claviculaire tuberculeuse, où, le plus souvent, il est fort difficile de reconnaître le point de départ des lésions, au milieu des désordres qui frappent à la fois la clavicule, l'acromion, les éléments articulaires. Nous ne nous arrêterons pas davantage à l'étude de ces arthrites tuberculeuses acromio-claviculaires, d'observation rare, du reste, puisque nous n'en connaissons que deux cas, l'une d'Ollier (1), l'autre de Périer (2).

Nous bornerons donc notre étude aux cas d'ostéites scapulaires qui débutent au niveau du corps de l'os, dans un de ses angles, sur l'épine, sur l'apophyse coracoïdienne.

Ces ostéites tuberculeuses rentrent dans la description générale des ostéites tuberculeuses des os plats.

Néanmoins, à cause de leur rareté, à cause des signes variables suivant la marche des abcès par congestion, à cause de la difficulté du diagnostic avec les abcès froids costaux, dont la fréquence est grande, enfin à cause de certaines particularités du traitement, nous avons cru faire une œuvre utile en résumant les éléments épars sur la question et en apportant nous-même le tribut d'une observation recueillie dans le service de M. le docteur Chaput.

---

(1) OLLIER. *Rev. chirurgie*, 1887, AUDRY, page 875.
(2) PÉRIER. *Th. Courtin*, Paris,

CHAPITRE I

HISTORIQUE

La tuberculose de l'omoplate n'a pour ainsi dire pas d'histoire. La rareté de cette affection en est la cause principale.

Les anciens auteurs en ont certainement observé et recueilli des cas ; mais à l'époque où le domaine de la tuberculose n'était pas nettement délimité et où ses manifestations étaient confondues avec celles de l'ostéomyélite et de la syphilis sous le nom de carie, de nécrose, les observations ne sont pas suffisamment précises pour que l'on puisse hardiment les mettre à l'actif de l'ostéite à bacille de Koch.

Velpeau (1) consacre quelques lignes aux ostéites de l'omoplate, et, en 1830, il rapporta une observation de nécrose de l'acromion.

Fergusson (2), en 1847 publie l'observation d'un marin porteur d'une ostéite sans doute tuberculeuse de l'épine et de l'acromion.

Chassaignac (3) en 1845, enlève avec un plein succès un

---

(1) VELPEAU. *Traité de méd. opératoire,* T. III.
(2) FERGUSSON. *The Lancet,* 1842.
(3) CHASSAIGNAC. *Arch. de méd.,* 1845.

acromion probablement tuberculeux. Jœyer, Enghelardt, Heyfelder (1) etc., à l'étranger consignent des faits d'ostéites de l'omoplate, étiquetées caries et qui relevaient selon toutes les probabilités de la tuberculose.

En France, nous trouvons des observations de Tillaux (2) de Marjolin (3), de Péan (4) etc.

Entre temps, la tuberculose osseuse avait, parallèlement aux autres tuberculoses, été dégagée des multiples affections avec lesquelles elle était confondue. Nélaton, en 1836, reprenait dans sa thèse (5) les travaux et les idées de Delpech (6) qui, le premier, avait soulevé la question de la tuberculose des os, de Serres de Montpellier, de Nichet de Lyon (7). Mais les controverses des unicistes et des dualistes firent un instant s'égarer sous le couvert de l'anatomie pathologique, les notions sur la nature de la tuberculose. Cependant, à la clarté de l'expérimentation moderne, à laquelle s'attachent les noms de Villemin, de Chauveau, de Koch, etc., le criterium de la lésion tuberculeuse était trouvé dans son bacille, et l'on peut par analogie rapporter à la tuberculose de l'omoplate les anciennes caries, comme on rapporte au mal de Pott tuberculeux les caries vertébrales.

Les travaux des auteurs modernes sur la tuberculose

(1) Heyfelder. *Deutsche clinick*, 1857.

(2) Tillaux. *Bull. gén. de thérapeut.*, T. LXXV, 1868. *Carie de l'épine de l'omoplate.*

(3) Marjolin. *Bull. de la Soc. de chirurgie..* 2ᵉ sem., T. VIII, 1868. *Ostéite suppurée du scapulum.*

(4) Péan. *Th. Paris, 1860. Ostéite tub. de l'acromion et de la coracoïde (1 observation).*

(5) Nélaton. *Th. Paris, 1836. Recherches sur l'affection tuberculeuse des os.*

(6) Delpech. *Traité des maladies réputées chirurgicales,* 1816.

(7) Nichet. *Gaz. médic. de Paris, 1835. Nature et traitement du mal de Pott.*

osseuse s'appliquent à l'ostéite tuberculeuse de l'omoplate qui, néanmoins, a quelques caractères spéciaux qui lui donnent une originalité clinique. Elle n'a été particulièrement étudiée, comme œuvre d'ensemble, que par Audry (1), dans un mémoire sur les ostéites de l'omoplate, et par Morel (2) qui en fait l'objet de sa thèse. Dans les bulletins de la Société d'anatomie, d'ordinaire si fertiles en observations de ce genre, nous n'en avons trouvé qu'un seul cas récent : en 1893 la relation d'une observation de Thévenard (3) très voisine de celle que nous consignons nous-même dans cette thèse.

(1) AUDRY. *Revue de chirurgie, ostéites de l'omoplate*, 1887.
(2) MOREL. *Th. Paris*, 1894.
(3) THÉVENARD. *Bull. de la Soc. anat.*, 1893 janvier.

CHAPITRE II

ANATOMIE

Nous allons rappeler à grands traits quelques points de
l'anatomie de l'omoplate, de ses rapports, de son archi-
tecture.

Ces notions seront utiles pour étudier la marche des
abcès ossifluents, pour comprendre les localisations spé-
ciales de l'ostéite tuberculeuse, pour éclairer certains points
de l'anatomie pathologique, pour déterminer enfin certains procédés opératoires.

L'omoplate est un os plat et mince, « la feuille de l'é-
paule » des anatomistes allemands ; sa forme générale est
triangulaire avec une face antérieure appliquée contre la
face postérieure du gril costal ; une face postérieure, face
d'exploration chirurgicale, répondant aux téguments de la
région dorsale; trois bords: supérieur ou cervical, axillaire
ou externe, spinal ou interne ; trois angles : supérieur, inférieur, externe.

Des formations osseuses surajoutées, l'épine de l'omoplate et l'acromion viennent compliquer la disposition du
scapulum.

La face antérieure, thoracique, est appliquée contre la
cage thoracique, matelassée de plans musculo-aponévro-
tiques ; elle-même est doublée d'un surtout musculaire
qui prend insertion sur presque toute son étendue : c'est le

muscle sous-scapulaire qui, d'autre part, va s'insérer sur la petite tubérosité de la tête humérale. Entre les deux couches musculaires, le muscle sous-scapulaire d'une part, les muscles costaux d'autre part, il existe un plan de clivage par où des collections purulentes se frayent aisément un passage.

La face postérieure est divisée, à la limite du quart supérieur avec les trois quarts inférieurs, par une forte apophyse, l'épine de l'omoplate, qui se détache perpendiculairement au plan de cette face et limite ainsi deux fosses, l'une au-dessus d'elle, fosse sus-épineuse où s'insère le muscle sus-épineux ; l'autre sous-jacente à l'apophyse, ou fosse sous-épineuse, où s'insère aussi un groupe musculaire.

Les divers muscles sus et sous-épineux viennent prendre leur seconde insertion sur l'humérus. Ils sont recouverts en partie par les téguments, en partie par un grand manteau musculaire, interrompu au niveau de l'épine de l'omoplate, le muscle delto-trapézien. Entre ces deux plans musculaires existe un nouveau plan de clivage où des collections fusent aisément.

Des arêtes et des versants des bords de l'omoplate rayonnent enfin divers muscles (angulaire, rhomboïde, dentelés, grand dorsal, etc.) qui viennent s'insérer pour la plupart sur la cage thoracique, et fixent ainsi le scapulum qui reste appliqué contre le thorax.

En résumé, l'omoplate apparaît comme une lame osseuse doublée d'une couche musculaire sur chacune de ses faces et fortement adhérente, grâce à ses larges surfaces d'insertion.

Cet appareil osseux et musculaire glisse d'une part sur une couche profonde de muscles thoraciques ; et, d'autre part, est revêtue par un manteau musculaire et tégumentaire tout superficiel.

Mais, de plus, par ses apophyses qu'il envoie comme des

caps avancés, le scapulum vient donner de nouvelles régions anatomiques.

L'épine de l'omoplate, triangulaire, insère perpendiculairement sa base sur la face postérieure de l'os ; du bord interne au bord externe de l'os elle s'élève graduellement, puis arrivée au bord externe du scapulum la lame osseuse se libère, se prolonge en une apophyse : l'acromion. Cette apophyse subit un mouvement de torsion qui change l'orientation de ses faces.

Cette apophyse acromiale vient surplomber l'articulation de l'épaule à laquelle elle forme une véritable voûte : elle appartient ainsi à la région anatomique du moignon de l'épaule, et les abcès ossifluents qui ont leur point de départ au sommet de l'acromion fusent vers la racine du bras. De même, l'apophyse coracoïde qui se détache de l'extrêmité externe du bord supérieur de l'omoplate et rappelle suivant la comparaison classique le petit doigt légèrement fléchi se dirige d'abord en haut et en avant, puis devenant horizontale, elle s'avance en passant par dessous la clavicule, et vient émerger à la partie supérieure et antérieure du thorax, dans la région sous-claviculaire : des abcès nés de l'extrémité de l'apophyse coracoïde pourront venir se faire jour à la partie supérieure du thorax. Nous signalerons également les rapports de voisinage des apophyses acromiales et coracoïdienne avec les bourses séreuses multiples qui entourent l'articulation scapulo-humérale et sont aisément envahies par les fongosités tuberculeuses.

Au point de vue architectural, le scapulum est constitué selon la loi générale, par deux lames de tissu compact comprenant entre elles du tissu spongieux. Mais la répartition de ce tissu spongieux (où nous verrons que se fait la greffe tuberculeuse) n'est pas égale en toutes les parties de l'os : il est surtout abondant le long du bord spinal et axillaire de l'os, dans l'angle inférieur et l'angle glénoïdien, il constitue l'épaisseur de l'apophyse coracoïde. Enfin, le bord libre de l'épine et l'acromion offrent également entre les lames compactes, une couche assez abondante de tissu spongieux.

Par endroits, ce tissu spongieux fait totalement défaut ; de même, au niveau de la fosse sous-épineuse, surtout sur les omoplates des vieillards, on peut constater par transparence la minceur extrême de l'os réduit à deux lamelles osseuses ; parfois même, il existe à ce niveau des perforations spontanées et M. Poirier dit posséder dans sa collection des « omoplates réduites à l'état de dentelle osseuse dans toute l'étendue de la fosse sous-épineuse » (1).

---

(1) POIRIER. *Traité d'anatomie. Ostéologie*, page 138.

CHAPITRE III

ETIOLOGIE

Les ostéites tuberculeuses de l'omoplate sont, ainsi que nous l'avons déjà dit, d'une rareté remarquable. Peut-être beaucoup d'observations ont elles passé inaperçues ; un certain nombre de lésions tuberculeuses scapulaires, d'autre part, observées par les anciens auteurs, ont été rapportées dans des observations qui nous ont été transmises ; mais il est impossible d'affirmer que, sous les étiquettes du jour, caries, nécroses, ostéites, il s'agissait véritablement d'un processus tuberculeux.

Néanmoins, grâce aux observations modernes éparses, il est permis de fixer quelques traits étiologiques des ostéites tuberculeuses de l'omoplate.

Mais, d'abord, comment s'expliquer l'immunité relative du scapulum à la tuberculose ?

Kœnig (1) qui en avait fait la remarque, attribue ce peu de fréquence au mode de distribution vasculaire de l'omoplate. — Charpy (2), de même, a dit : « Le tubercule ne s'accommode ni des organes richement vasculaires, ni de ceux qui le sont trop peu. Il se tient entre les extrèmes,

____

(1) KŒNIG. *Tubercul. des os et des artic.* (trad. franç.).
(2) CHARPY. *Variétés chir. du tissu osseux ;* T. II, *rev. de chir.*, 1884.

prospérant sur les terrains moyens, plutôt faibles, sur les organes à activité ralentie, à circulation paresseuse ». L'omoplate ne présenterait-elle pas,dans sa constitution,de ces points moyens de vascularisation propres à la germination tuberculeuse ?

Les conditions générales du développement des tuberculoses osseuses se retrouvent dans l'étiologie de la tuberculose du scapulum.

Actuellement il est admis que l'élément nécessaire à toute ostéite tuberculeuse est la présence du bacille de Koch.

Comment arrive-t-il dans le squelette de l'omoplate? Par la voie sanguine, exclusivement peut-être. Le bacille s'est introduit dans l'organisme par la voie respiratoire le plus souvent ; une bacillémie atténuée s'ensuit, et une cause locale détermine la fixation en un point quelconque de l'organisme — l'omoplate — de ces bacilles circulants.

Il est entendu que nous ne tenons pas compte des ostéites scapulaires secondaires qui peuvent apparaître, par simple extension des lésions à la suite d'une arthrite fongueuse de l'épaule, d'un abcès froid costal, etc.

Toutes les causes de débilitation générale ou locale peuvent se rencontrer chez les sujets atteints de tuberculose de l'omoplate.

L'âge des ostéites tuberculeuses est généralement l'enfance; à partir de 15 ans la tuberculose osseuse diminue de fréquence. Cependant, dans le cas particulier des ostéites tuberculeuses de l'omoplate, les observations relevées appartiennent presque toutes à des adultes, à des vieillards quelquefois. Les observations de Courtin (1) qui portent sur sept cas d'ostéites de l'épine de l'omoplate ont trait à des

---

(1) Courtin. *Th. Paris*, 1884.

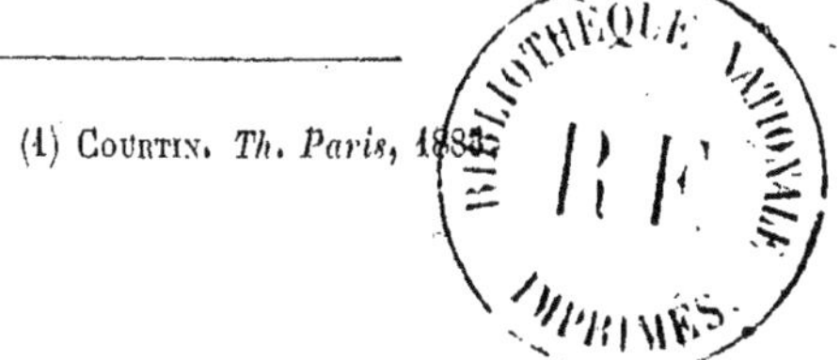

malades âgés de 35 à 70 ans ; les observations de Morel (1) ressortissent également à des adultes. Le malade, dont nous-même rapportons l'histoire, était âgé de 46 ans.

Le sexe masculin est frappé dans la très grande majorité des cas ; presque tous les auteurs attribuent ce privilège à ce que les hommes sont plus exposés que les femmes à des traumatismes vrais, ou à des excès fonctionnels, véritables traumatismes habituels qui déterminent la localisation tuberculeuse. L'action de porter de fortes charges sur les épaules est incriminée dans certains cas. Heyfelder affirme que les ostéites, caries et nécroses de l'omoplate étaient très fréquentes chez les jeunes soldats russes, quand ils étaient dressés à la caserne. L'omoplate gauche semble plus souvent atteinte que la droite ; est-ce hasard de série ou existe-t-il une cause encore inconnue ?

L'influence du traumatisme a été considérée de tout temps comme jouant un rôle prépondérant dans la localisation de la tuberculose sur tel ou tel point du système osseux. Chaque malade a d'abord une tendance très marquée à rapporter à un traumatisme parfois très ancien et que son imagination a grossi a posteriori, la lésion qu'il ne peut concevoir se développer sans cause apparente. Les médecins eux-mêmes ont admis qu'un traumatisme insignifiant provoquant un lieu de moindre résistance, amenant souvent une rupture vasculaire, permettait aux bacilles circulant dans le sang de s'épancher, de se greffer et de se multiplier. Cette conception a pour base les expériences célèbres de Max Schüller qui, après avoir injecté des cultures microbiennes dans le courant sanguin des animaux, localisait à volonté l'infection, dans telle ou telle articulation, après l'avoir traumatisée.

____

(1) Morel. *Th. Paris*, 1894.

Les ostéomyélites expérimentales de l'école de Lyon, relèvent du même processus. La clinique permet de saisir parfois un traumatisme dans l'étiologie d'une coxalgie, où une entorse tout accidentelle peut être le point de départ d'une tumeur blanche du cou-de-pied.

Néanmoins, le traumatisme dans l'histoire de la tuberculose osseuse, surtout extra-articulaire, ne peut être souvent retrouvé comme cause déterminante.

Tout récemment, MM. Lannelongue et Achard (1) ont mis en garde contre l'abus de cette étiologie en ce qui concerne les ostéites tuberculeuses.

Ils font observer que les expériences de Max Schüller ont été faites avec des produits humains impurs et des cultures microbiennes où le bacille de Koch, à l'époque ignoré, faisait sans doute défaut. Reprenant les expériences de Schüller, ces deux expérimentateurs ont traumatisé des cobayes (contusions, fractures) à qui ils avaient inoculé primitivement par diverses voies (tissu cellulaire, péritoine, sang, trachée) des cultures de bacilles de Koch. Or, les animaux en expérience sont morts tuberculisés mais sans lésions tuberculeuses localisées aux points traumatisés. Et ainsi leurs expériences, où ils font ressortir la difficulté de produire des ostéites tuberculeuses par les traumatismes, sont en harmonie avec l'observation clinique.

La tuberculose de l'omoplate peut être l'unique manifestation de l'infection bacillaire ou bien elle peut avoir été précédée de tuberculose pulmonaire, ou d'une autre tuberculose locale, comme chez le malade de notre observation qui eut une ostéite tuberculeuse costale avant d'être atteint de sa lésion scapulaire.

---

(1) Lannelongue et Achard. *Congrès de la tuberculose,* Berlin 1899.

Celle-ci peut encore être contemporaine d'une autre localisation ou enfin la précéder.

Dans ce dernier cas, la tuberculose locale est l'avant-coureur d'une germination viscérale, le plus souvent pulmonaire.

CHAPITRE IV

ANATOMIE PATHOLOGIQUE

Toutes les régions de l'omoplate ne sont pas également
atteintes par l'ostéite tuberculeuse. En ne tenant compte que
des observations où la nature tuberculeuse de la lésion est
à peu près certainement établie, nous voyons que le point
de départ est primitivement localisé en une région de l'os
où nous avons vu exister du tissu spongieux.

Ostéites du bord interne. — Godard (1) rapporte l'observation suivante :

« Un soldat était porteur d'un abcès froid au niveau du bord
« interne de la fosse sous-épineuse. On en fit l'incision sans
« découvrir de lésion osseuse. La cicatrisation se fit incomplè-
« tement et l'on dut recourir à une nouvelle intervention ;
« celle-ci permit alors de constater l'existence d'une lésion éten-
« due au bord interne de l'os ainsi qu'à l'extrémité la plus
« interne de l'épine. On enleva les parties malades, le succès fut
« complet ».

Il existe une seconde observation de M. Demoulin, consi-
gnée dans la thèse de Morel (2); nous la résumons en
quelques mots :

« Un garçon d'hôtel de 33 ans porte dans la région inférieure

---

(1) GODARD. *Gaz méd.*, 1812.
(2) Th. MOREL. Paris 91, page 75.

« de l'omoplate gauche une tuméfaction grosse comme un œuf
« de poule. Au cours de l'intervention, l'abcès fut disséqué comme
« une tumeur, dans toute son étendue ; le muscle rhomboïde
« lui-même est difficilement reconnaissable au voisinage de
« l'omoplate et se confond avec la paroi de l'abcès froid ; il a
« fallu enlever le muscle avec l'abcès, qui, complètement dis-
« séqué et non crevé présente une sorte de goulot étroit qui
« vient s'insérer sur le bord spinal de l'omoplate au-dessous de
« l'épine. L'abcès est évacué et le bord spinal de l'omoplate, mou
« et friable sur une hauteur de 3 ou 4 centimètres et sur une
« largeur de 2 centimètres, est réséqué. Guérison avec une
« petite fistule ».

Ce sont là les deux seules observations où le point de
départ de la lésion au niveau du bord interne de l'omoplate
paraisse indiscutable.

Ostéites de l'angle inférieur. — Audry les considère
comme très rares; de fait, la littérature médicale n'en offre
que très peu d'observations.

Heyfelder (1) réséqua l'angle inférieur d'une omoplate
pour une nécrose, très probablement tuberculeuse, mais
dont la nature bacillaire n'a pas été cependant absolument
établie.

Notre observation, que nous rapportons à la fin de cette
thèse, est un des rares exemples de résection de l'angle
inférieur pour ostéite tuberculeuse.

Il semble que le malade qui fait l'objet de l'observation I
de la thèse de Morel, et que nous rapportons résumée également à la fin de ce travail, ait eu, du moins au début,
une ostéite de l'angle inférieur de l'omoplate. Enfin, bien
que chez le malade de M. Thévenard, les lésions aient été plutôt du bord spinal que de la région angulaire de l'os, nous
en rapportons l'observation à la fin, surtout pour en faire

---

1) HEYFELDER. *Traité des résections*, trad. Bœckel, 1851.

ressortir la parenté qui existe avec notre propre observation, grâce à une perforation spontanée que présentait l'os.

Ostéites de l'épine et de l'acromion.—Elles sont les plus fréquentes des ostéites de l'omoplate.

En 1856, Heyfelder, (1) observe :

« Un invalide russe porteur d'un abcès de la fosse sus-épineuse « dû à une carie de l'épine. La résection de l'épine fut pratiquée. « Elle fut du reste insuffisante, car l'évolution tuberculeuse « continua,et nécessita l'amputation de toute l'omoplate envahie. « Le malade mourut ».

Le même auteur rapporte une seconde observation :

« Un soldat russe était atteint d'un abcès froid de la fosse sus-« épineuse. La résection de toute la partie épineuse cariée de « l'omoplate guérit le malade qui succomba quatre mois plus « tard de tuberculose pulmonaire ».

En 1845, Chassaignac (2) enleva un acromion certainement tuberculeux chez un homme de 39 ans, qui avait eu un abcès resté fistuleux au niveau de l'épine de l'omoplate. L'os malade fut réséqué et le patient guérit en dépit d'accidents infectieux.

M. Tillaux (3) opéra un dresseur de chevaux qui, après l'ouverture spontanée d'un abcès froid sus-épineux gauche, conservait une fistule. Pendant l'intervention, on tomba sur un séquestre acromio-spinal qui fut enlevé. Une seconde intervention qui permit d'enlever quelques fongosités, amena une guérison définitive.

M. Peyrot a observé deux cas d'ostéite tuberculeuse acromiale.

---

(1) Heyfelder. *Deutsche Klinick*, 1856, page 188.
(2) Chassaignac. *Traité de la suppuration*, page 591.
(3) Tillaux. *Bull. général de thérap.* 1868.

Dans la première observation (1), intéressante à plus d'un titre, il s'agit d'un tourneur, qui, sans cause, vit apparaître une tumeur fluctuante au niveau de la fosse sus-épineuse gauche. Une seconde tumeur semblable existait sur le bord externe de l'acromion, et toutes deux communiquaient manifestement. De plus, sous le deltoïde, on percevait une fluctuation profonde et il existait en ce point un soulèvement marqué de la région. Le bras ne pouvait être élevé. M. Peyrot diagnostiqua une lésion des gaines séreuses périarticulaires. Pendant l'intervention, on tomba d'abord sur des abcès où le pus avait l'aspect franc du pus tuberculeux ; l'acromion apparut ensuite dénudé et rugueux. Les deux poches sous-cutanées, envahies par des fongosités furent grattées et draînées. De même, la poche sous-deltoïdienne fut incisée et laissa écouler de la sérosité citrine ; elle était tapissée de fongosités ; le malade guérit.

La seconde observation (2) se rapporte à un tuberculeux qui ressentait de violentes douleurs au niveau de l'acromion droit. Dans la région externe et supérieure du deltoïde existait une tumeur froide. Mais comme ce malade ne fut pas opéré, le contrôle anatomique des lésions fait défaut.

Dans les relevés de médecine opératoire ayant trait à la résection de l'acromion et de l'épine, on trouve quelques autres cas où l'affection qui légitimait l'intervention est étiquetée carie ou nécrose. Nous ne saurions dire s'il s'agissait de tuberculose ou d'ostéites d'autre nature. Champion a opéré une carie de l'épine, tous les détails manquent. Fergusson, en 1842, pratique la même opération pour une carie. L'observation n'existe pas. Textor père, en 1843, opéra avec

---

(1) Th. de COURTIN, *Paris* 1883.
(2)　　id.　　id.

succès une femme de 42 ans atteinte de « carie de l'épine de l'omoplate ». Enfin, Bœckel (1), en 1873, eut à traiter une femme de 63 ans qui avait une carie de l'acromion; 16 ans auparavant elle avait eu au-dessous de l'épine un abcès qui fut ouvert par Sedillot. Il guérit, mais se reforma un mois après, s'ouvrit spontanément, puis resta fistuleux. Cette fistule menait sur l'épine de l'omoplate. Bœckel réséqua l'acromion et une partie de l'épine. Sa malade sortit guérie. Il ne ressort pas de l'observation que la lésion ait été certainement tuberculeuse, bien que toutes les probabilités soient en faveur d'une ostéite à bacille de Koch.

Nous n'avons mentionné ces dernières observations que pour montrer la fréquence relative des lésions tuberculeuses de l'acromion et de l'épine.

Coracoïdites. — La localisation de l'ostéite tuberculeuse à la coracoïde est fort rare. Heine, en 1874, réséqua dans le service de Roux une coracoïde atteinte d'une ostéite dont la nature est inconnue. Verneuil (2) observe un malade qui avait des suppurations profondes du creux axillaire, dont l'origine était une nécrose de la base de l'apophyse coracoïde. La première observation probante appartient à M. Poncet (3). Une sœur hospitalière de 26 ans présente au tiers supérieur de la face interne du bras une tumeur froide de la grosseur d'un œuf. L'incision donne écoulement à du pus grumeleux ; cinq semaines plus tard, nouvel abcès dans l'interstice du deltoïde et du grand pectoral. Douleurs violentes irradiées. Apparition d'un troisième abcès axillaire. On croit à un mal de Pott cervical et on fait porter une minerve ; pas d'amélioration.

---

(1) Bœckel. *Gaz. méd. de Strasbourg*, 1875.
(2) Verneuil. *Amputations* page 179.
(3) Poncet. *In revue de chirur.* 87 art. d'Audry

Intervention sanglante qui amène sur la coracoïde cariée,
celle-ci est enlevée en partie. Amélioration très considérable. Mais 15 jours après, douleurs cervicales. La coracoïde
tout entière est réséquée. Puis, tour à tour, devant la
pullulation continue des lésions, une résection de l'épaule
est pratiquée ; puis l'amputation totale de l'omoplate dut
être effectuée, tant la marche de la maladie avait été
rapidement extensive. La malade guérit.

M. Poncet relate une seconde observation :

« Un jeune malade fut pris brusquement de phénomènes dou-
« loureux de l'épaule droite. Un abcès le long du coraco-
« brachial fut incisé, laissant échapper du pus inflammatoire. La
« coracoïde était dénudée : elle fut amputée. »

Il semble, d'après la rapidité de l'évolution et les caractères des lésions observées, que l'on ait eu affaire à une
ostéite non tuberculeuse, peut-être à une ostéomyélite.

L'observation de Mollière a trait à une coracoïdite certainement tuberculeuse ; elle concerne :

« Une jeune fille qui portait un abcès froid de la grosseur d'une
« mandarine à 5 centimètres au-dessous de la clavicule droite.
« La poche fut ouverte et l'on reconnut un point dénudé sur la
« coracoïde : le grattage guérit la malade ».

Enfin, M. Vincent a consigné ce fait :

« Un homme de 57 ans était atteint dans la région de l'épaule
« droite d'une série d'abcès traités par le drainage. L'apophyse
« coracoïde était douloureuse. Dans les fosses sus et sous-épineu-
« ses existaient des abcès. Ceux-ci incisés n'amenèrent pas sur
« des os dénudés. Mais la coracoïde fut trouvée malade et dut être
« réséquée ; elle contenait un séquestre tuberculeux (1) ».

Telles sont les seules observations de coracoïdite tuberculeuse que nous ayons trouvées au cours de nos diverses
recherches bibliographiques.

----

(1) AUDRY. *Rev. chir.*, 87, page 1000.

Ostéites étendues de l'omoplate. — Audry nie les ostéites, tuberculeuses ou simples du corps de l'omoplate. Dans un certain nombre d'observations, les lésions tuberculeuses sont si étendues qu'il est impossible de spécifier quel a été le point initial de la greffe tuberculeuse.

Walther (1) a réséqué le corps de l'omoplate chez un jeune homme de 19 ans scrofuleux qui avait eu une double pleurésie :

« Il eut des abcès de la région scapulaire droite ouverts en « trois endroits qui laissaient écouler une grande quantité de « pus. Après la résection, l'épaule conserva ses mouvements ».

Chauvel (2) dans son tableau d'extirpation de l'omoplate signale six cas où cette intervention fut légitimée par « nécrose ou carie ». Certainement, une partie de ces nécroses ou caries relève de la tuberculose. Mais les observations sont trop anciennes ou trop peu explicites pour qu'on puisse affirmer le caractère spécifique de ces ostéites.

En résumé, de l'étude de ces diverses observations, il semble que les ostéites tuberculeuses localisées et primitives de l'omoplate soient, par ordre de fréquence :

1º Les ostéites de l'acromion et de l'épine ;

2º Les coracoïdites ;

3º Les ostéites du bord spinal ; } formes rares.

4º Les ostéites de l'angle inférieur ;

Les lésions anatomo-pathologiques de la tuberculose de l'omoplate rappellent et reproduisent les types divers des tuberculoses osseuses en général.

---

(1) Walther. 1862. *Médical and sirurg. reporter Philadelphie*, 557. *Gaz. hebd.* 1862, page 109.

(2) Chauvel. *Dict. Dech. Art. Omoplate.*

Ces types sont trop connus pour que nous les décrivions longuement.

L'élément primordial est le follicule tuberculeux où l'on retrouve tous les caractères du follicule pulmonaire ou sous-cutané par exemple. Il explique le développement, la pullulation du bacille de Koch. Mais, en face de cette épine tuberculeuse, cause d'irritation continue, l'os réagit par ses réactions propres : ostéite condensante, ostéite raréfiante, nécrose. A des irritations de nature diverse, l'os ne peut répondre que par un nombre très limité de formations défensives. En outre, dit M. Poncet, l'atteinte portée à la vitalité de l'os par l'infection tuberculeuse détermine dans toutes les parties de cet os, même dans les points éloignés du foyer bacillaire, des lésions de nutrition importantes. Il y a donc lieu d'étudier successivement dans toute tuberculose osseuse :

1° Les lésions élémentaires de la tuberculose osseuse ;
2° Les formes anatomiques ;
3° Les lésions à distance, lésions de nutrition.

1° **Lésions élémentaires.** — Elles ont été bien étudiées par Kiener et Poulet, dont les descriptions sont classiques. Là où le courant sanguin a déversé les bacilles tuberculeux, des phénomènes inflammatoires s'allument, qui transforment la moelle en une « trame muqueuse légèrement hyperhémiée ». Des cellules géantes, des cellules épithelioïdes, des cellules embryonnaires viennent constituer le follicule tuberculeux. Il peut subir par oblitération des vaisseaux atteints d'artérite tuberculeuse, la dégénérescence qui aboutit à la caséification. Le tissu médullaire réagit par prolifération et produit les fongosités que les granulations tuberculeuses envahissent par propagation. Les tubercules évoluent dans ces granulations, elles se caséifient, à moins que la tendance fibreuse du tubercule prédominant, elles ne deviennent cicatricielles.

Autour des foyers en activité, le réseau osseux trabéculaire réagit à son tour, suivant un des modes généraux de la physiologie pathologique de l'os : ostéite condensante et ostéite raréfiante. Les deux processus ne s'excluent pas fatalement mais marchent souvent de pair ou se succèdent.

L'ostéite raréfiante isole souvent des fragments de tissu trabéculaire qui constituent des séquestres tuberculeux. Ils sont constitués par de petites aiguilles osseuses (séquestres parcellaires) ou, au contraire, par de véritables masses contenues alors dans des loges qui sont creusées dans le tissu spongieux. Nous avons vu que dans une observation de coracoïdite que nous avons rapportée, — observ. de Vincent, — un séquestre tuberculeux était renfermé dans cette apophyse qui dut être réséquée.

2° **Formes anatomiques.** — Parmi les formes de la tuberculose scapulaire, nous n'avons pas rencontré la forme aigüe de Kiener et Poulet.

La forme chronique est la forme ordinaire; mais elle revêt plusieurs types.

Tantôt le tubercule est enkysté : on a alors une cavité creusée dans l'os, renfermant de la matière caséeuse ; les parois peuvent être le siège d'une ostéite raréfiante, et même le tubercule peut s'ouvrir à la surface de l'os. Si ce processus de raréfaction est actif et si, au niveau d'un os plat, il est bipolaire, la tuberculose peut devenir térébrante comme à la rotule que l'on a vu transpercée de part en part, comme à la voûte cranienne (Volkmann) (1) ainsi que nous en rapportons un exemple dans l'observation personnelle de notre thèse.

(1) VOLKMANN. *Centrcblatt für chir.*, 1888.

Si la lésion tuberculeuse est moins discrète, on a affaire à une infiltration tuberculeuse. Elle débute par l'infiltration demi-transparente (Nélaton) c'est-à-dire par les greffes dans le tissu spongieux de tubercules jeunes, rappelant par leur aspect la matière de l'encéphale. Bientôt, la dégénérescence caséeuse envahit ces tubercules jeunes et l'infiltration devient opaque ou puriforme. La confluence des granulations et l'artérite tuberculeuse amènent l'ischémie d'un territoire plus ou moins étendu, et produisent la nécrose tuberculeuse et les séquestres.

C'est en quelque sorte là la forme banale de la tuberculose de l'omoplate.

La carie, qui jouait un si grand rôle dans les diagnostics et les discussions anatomo-pathologiques des anciens se caractérise par les traits suivants, fixés par Ollier (1) :

« Augmentation de la vascularité de l'os, dont la surface
« dénudée est recouverte de fongosités plus ou moins végé-
« tantes, raréfaction de son tissu, friabilité des trabécules
« osseuses plus ou moins infiltrées de pus, coloration variable
« des espaces médullaires remplis en un point d'un tissu rou-
« geâtre ou lie de vin, en un autre d'un tissu gélatiniforme,
« grisâtre parsemé de points purulents ; ailleurs enfin remplis
« d'un tissu adipeux et pâle, mais encore reconnaissable et
« d'autant plus altéré qu'on se rapproche du foyer principal de la
« maladie, et au milieu des fongosités de petites parcelles osseu-
« ses complètement détachées ou des séquestres vascularisés
« tenant encore aux bourgeons médullaires par de faibles adhé-
« rences ».

3° **Lésions à distance.** — Plus ou moins loin du centre en activité de la tuberculose, des troubles de nutrition se manifestent dans l'os, troubles sans spécificité, et par conséquent sans malignité. « Ces altérations

---

(1) Ollier. *Dict. encyc. des sciences méd., art. carie.*

sont dues à deux processus ; à des processus plastiques, à des processus atrophiques » Poncet (1). Ceux-ci sont les plus fréquents, revêtant la forme du ramollissement graisseux, du ramollissement muqueux, du ramollissement rouge, etc. Nous renvoyons aux traités spéciaux pour l'étude de ces diverses lésions anatomo-pathologiques qui n'appartiennent point spécialement à la tuberculose de l'omoplate.

Le développement ordinaire de l'ostéite tuberculeuse dans l'omoplate aboutit au ramollissement des produits tuberculeux ; les tubercules centraux ramollis et suppurés accumulent par leur confluence la matière caséifiée ; ils s'étendent par envahissement progressif des parois de la loge de l'abcès d'abord intra-osseux jusqu'au-dessous du périoste où il forme bientôt une collection liquide. C'est le premier stade de la formation des abcès froids.

Le processus tuberculeux évoluant continue à déverser des produits de ramollissement qui viennent sans cesse accroître le volume de l'abcès. Ces abcès se développent suivant certaines lois; la pesanteur tend à accumuler le pus vers la déclivité ; la disposition des plans et des organes anatomiques de la région commande aussi très souvent la marche des collections ; ils suivent les plans de clivage qui séparent les muscles, glissent dans les gaines aponévrotiques, sont bridées par les adhérences fibreuses, etc.

Dans la région scapulaire nous voyons ainsi les ostéites de l'épine donner naissance à des abcès sus ou sous-épineux suivant que le pus se déverse au-dessus ou au-dessous de l'épine. Les abcès soulèvent ordinairement les muscles, mais restent limités dans la région sus ou sous-épineuse, grâce à l'adhérence du bord libre de l'épine aux téguments qui forment ainsi deux loges presque fermées.

---

(1) PONCET. *Traité chir.*, Duplay Reclus. *Aff. tub. des os.*

(Voir les observations ci-dessus : ostéites de l'épine de l'omoplate. — Heyfelder-Tillaux).

Lorsque l'acromion est intéressé vers son sommet, le pus peut s'éloigner des fosses épineuses et, passant au-dessous du deltoïde qui s'insère à la lèvre antérieure de l'acromion, envahir le moignon de l'épaule (observ. de Peyrot).

L'ostéite tuberculeuse de la coracoïde donne lieu à des abcès dont la migration est variable. Sur la coracoïde s'insère en effet le petit pectoral engainé dans un dédoublement aponévrotique qui conduit de l'apophyse osseuse à la partie supérieure du thorax. D'autre part le coraco-brachial descend de cette même apophyse à la région interne du bras. Entre ces deux muscles, la coracoïde domine la paroi antérieure de l'aisselle. Or, les abcès d'origine coracoïdienne peuvent suivre une de ces voies directrices quelconques, et venir poindre soit dans la région sous-claviculaire (observ. de Mollière), soit à la face interne du bras (observ. de Poncet), soit à la paroi antérieure de l'aisselle (observ. de Verneuil).

Les abcès développés le long du bord spinal de l'aisselle et qui s'étendent le plus ordinairement entre l'omoplate et la colonne vertébrale sont sous-jacents au rhomboïde qu'ils soulèvent et sous lequel ils glissent (observ. de Demoulin).

Il en est de même des abcès de l'angle inférieur qui se développent en refoulant les couches musculaires dont ils se recouvrent pour ainsi dire.

Il est rationnel d'admettre que des ostéites scapulaires qui s'ouvriraient à la table antérieure de l'os pourraient former des abcès qui repousseraient en arrière tout le système scapulaire, comme peuvent le faire des abcès d'origine costale. Nous n'avons pas trouvé d'exemple de tels cas.

Mais il ne faut pas croire que ces simples lois physiques de la pesanteur ou que la disposition des plans anatomiques président seuls à la marche des abcès ossifluents ; il s'ajoute dans leur développement, à côté de ce rôle passif, un rôle actif, d'envahissement tuberculeux des tissus, sur lequel a insisté M. Lannelongue. L'abcès comme un véritable tuberculome, peut envahir les tissus de voisinage, rompre des barrières aponévrotiques, faire irruption dans une articulation ou une bourse séreuse voisine.

Ce privilège lui vient de la constitution histologique même de sa paroi. En effet, la membrane qui limite l'abcès est farcie d'éléments tuberculeux et de bacilles. Tandis que, d'un côté, les follicules qui limitent l'abcès, les plus anciens, se ramollissent et contribuent par leur caséification à augmenter le contenu des abcès, d'autre part, les parties les plus superficielles de la membrane limitante, farcie d'éléments jeunes sont le point de départ d'inoculations excentriques qui envahissent les muscles voisins, les bourses séreuses, etc.

Le contenu de l'abcès est ordinairement un pus mal lié, peu épais, chargé de grumeaux. Au microscope, on y trouve des masses granulo-graisseuses, des hématies déformées en nombre variable. Les bacilles de Koch y sont très rares, alors qu'ils foisonnent dans les couches les plus externes de la membrane pyogénique. Dans certains cas, la poche ne contient pas de pus, mais est bourrée de fongosités blafardes, semi-molles, que le doigt dilacère aisément. Nous avons vu que M. Peyrot avait rencontré des fongosités comblant la bourse séreuse deltoïdienne d'un de ses malades.

D'autres fois les produits tuberculeux prennent macroscopiquement et même plus ou moins au microscope l'apparence de véritables tumeurs sarcomateuses comme il est de règle dans la tuberculose de certains animaux, le chien par exemple. M. Demoulin dans une observation que nous rapportons à la fin de ce travail a rencontré cette apparence de tuberculose scapulaire.

Quelle est la destinée de ces abcès tuberculeux ?

3

Après une période de croissance plus ou moins rapide, après avoir envahi et tuberculisé en quelque sorte les plans musculaires qui les séparent des téguments et dont il est parfois impossible de reconnaître les vestiges lorsque l'on incise l'abcès, les collections tuberculeuses s'ouvrent à l'extérieur. On voit à leur niveau la peau rougir, s'abcéder et le pus s'évacuer.

Une fistule persiste, avec quelquefois des alternatives d'activité et de repos, laissant écouler en dehors les produits tuberculeux élaborés au niveau de l'os. Souvent alors, partant du dehors, des infections surajoutées se font par la fistule ; la fièvre apparaît et la septicémie chronique précipite alors la cachexie tuberculeuse.

SYMPTOMALOGIE

Le début de la tuberculose de l'omoplate est généralement insidieux. Un quelconque des symptômes qui l'accompagnent peut être le premier à la révéler. Il en est ainsi pour le mal de Pott où le premier signe clinique observé sera la douleur, l'abcès par congestion, la gibbosité ou une paraplégie.

La douleur, qui, dans certains cas, peut faire totalement défaut au cours de l'évolution de la maladie, est néanmoins un signe de première importance.

Spontanée, elle est rarement vive au point de gêner le malade. Elle serait surtout marquée, à en croire les observations que nous avons étudiées, dans le cas de tuberculose de l'apophyse coracoïde. Chez une malade de M. Poncet, elle irradiait dans toute l'épaule, la région cervicale, la zône sous-occipitale, si violente que l'on se crut en présence de névralgies d'origine pottique et que l'on imposa une minerve à la malade.

Parfois, la douleur se manifeste seulement à l'occasion d'un mouvement de l'omoplate, entraînant ainsi une impotence relative de l'épaule. Mais, généralement, la douleur reste vague, imprécise : tel malade a une gêne de l'épaule, tel autre de l'engourdissement, celui-là une véritable douleur.

La douleur provoquée par l'exploration du chirurgien est un signe plus constant et de haute valeur clinique. Elle se fait par des pressions plus ou moins profondes suivant l'épaisseur des couches superficielles qui séparent l'os du doigt explorateur.

Les pressions doivent être très limitées, se pratiquant avec un seul doigt, par exemple. Dans quelques cas, la percussion de l'os réveille plus sûrement la douleur. Cette recherche de la sensibilité permet de localiser souvent l'ostéite en un point très précis et très limité.

La douleur sera surtout recherchée au niveau de l'épine de l'omoplate et de l'acromion, le long du bord spinal, vers l'angle inférieur, à la coracoïde.

Après la douleur, un signe très fréquent est la présence d'un abcès froid. Les malades racontent que c'est souvent par hasard qu'ils ont remarqué une petite tumeur qui grossissait, depuis quelques temps, progressivement. Quelquefois, c'est le chirurgien qui révèle au malade la présence d'un abcès ignoré. Nous avons, par l'étude des migrations ordinaires des abcès de l'omoplate au chapitre de l'anatomie pathologique, laissé prévoir les caractères cliniques de ces collections. Habituellement sessiles, les abcès ne fusent guère au loin ; il n'est guère que ceux qui ont pour origine une lésion de l'acromion ou de la coracoïde qui parfois migrent vers le thorax ou la racine du bras. Plus souvent, la fosse sus-épineuse ou la fosse sous-épineuse sont le siège de la collection. Elle peut s'étendre entre le scapulum et la colonne vertébrale, ou au-dessous de l'angle inférieur.

Le volume de ces abcès est des plus variables. Quelquefois, du volume d'un œuf de poule, ils peuvent atteindre celui d'une tête de fœtus comme chez le malade dont nous rapportons plus loin l'observation. Dans certains cas, (observ. de Peyrot) l'abcès peut être bilobé, une poche occupant la fosse sus-épineuse, l'autre, la région acromiale.

Ces abcès par congestion sont peu douloureux à la pression ; la palpation y révèle une fluctuation plus ou moins franche ; quelquefois ils sont tout superficiels ; d'autres fois ils sont sous-musculaires, et pour reconnaître l'une ou l'autre de ces dispositions, il suffit de faire se contracter les muscles de la région qu'ils occupent. Quand l'abcès est sous-musculaire, on sent le muscle se tendre sur lui, le masquant et le dissimulant plus ou moins à la vue et à la palpation.

La ponction des abcès par congestion ramène du pus ordinairement mal lié, souvent sans bacilles, mais dont l'inoculation aux cobayes provoque leur tuberculisation, Il faut avoir soin, si l'on pratique la ponction, d'employer une aiguille assez grosse et mieux un trocart; car les aiguilles fines ne permettent souvent pas le passage du pus dans la lumière et l'on pourrait faire une ponction blanche par vice de technique.

Cependant, dans certains cas, les tumeurs ne donnent pas une sensation de fluctuation franche, et la ponction ne ramène pas de pus : dans ces cas, on peut être en présence d'amas de fongosités non ramollies comme nous l'avons déjà signalé dans l'anatomie pathologique.

Après une période plus ou moins longue d'accroissement l'on voit l'abcès, de plus en plus tendu, adhérer à la paroi qui devient rouge, vascularisée, distendue, puis ne tarde pas à s'ulcérer, au milieu parfois de phénomènes inflammatoires douloureux.

Le pus de l'abcès s'évacue, et d'ordinaire il persiste désormais une fistule. Celle-ci porte la signature des fistules tuberculeuses : bords violacés, amincis et décollés. Un stylet ou une sonde permettent d'arriver quelquefois par cette fistule, sur un point de l'os dénudé : l'instrument le sent irrégulier, friable, ramolli. Parfois il arrive que la fistule, qui peut être multiple, se tarisse. L'abcès peut se reformer ou la fistule entrer de nouveau en activité. La guérison spontanée et définitive doit être très rare ; nous ne l'avons trouvée signalée dans aucune observation.

Lorsque les abcès sont ouverts au dehors, des infections secondaires peuvent se faire par les fistules, envahissant les poches des abcès. De la fièvre hectique traduit ces infections secondaires, en même temps que des phénomènes généraux graves qui peuvent entraîner la mort (cachexie progressive, amaigrissement, anorexie, diarrhée, etc.) Ce mode de terminaison est exceptionnel, et d'ordinaire les malades atteints d'ostéite de l'omoplate succombent à une autre localisation viscérale de leur tuberculose.

Néanmoins, la lésion scapulaire peut donner lieu à des complications qui, d'ordinaire, relèvent de propagations tuberculeuses : elles comprennent l'envahissement d'une des bourses séreuses périscapulaires, que les fongosités viennent effondrer (observation de Peyrot), ou celui de l'articulation scapulo-humérale elle-même (observation de Poncet).

Nous signalerons enfin, comme symptôme souvent précoce de l'ostéite de l'omoplate, une atrophie des muscles scapulaires. Mais cette atrophie est souvent marquée par l'abcès froid qui déforme et tuméfie la région.

L'état des ganglions axillaires n'est pas signalé dans les observations d'ostéite tuberculeuse.

CHAPITRE VI

DIAGNOSTIC

Lorsque l'ostéite tuberculeuse de l'omoplate est arrivée au stade le plus avancé de son évolution, et que le chirurgien se trouve en présence d'un malade qui, après quelques phénomènes douloureux, a assisté à la formation lente d'un abcès froid dont le développement a abouti à la formation d'une fistule à caractères tuberculeux, restée depuis en activité et qui mène en un point dénudé de l'os, dans de telles conditions, le diagnostic s'impose le plus souvent.

Néanmoins, il peut même dans ces cas être entouré de quelques difficultés. En premier lieu, le siège de l'ostéite peut ne pas être déterminé exactement, même lorsque le stylet mène sur un point dénudé. L'hésitation est surtout permise lorsque l'ostéite siège au niveau d'un des bords de l'omoplate, près de l'articulation acromio-claviculaire, dans le voisinage de la scapulo-humérale. Est-ce une côte, ou la clavicule, ou l'humérus, ou une vertèbre qui est atteint à l'exclusion de l'omoplate? La recherche de la douleur et la détermination précise du point anatomique où elle s'éveille ; la direction du trajet; la profondeur et la longueur de la fistule peuvent donner des renseignements utiles. L'on peut aussi, en maintenant le stylet au contact du foyer osseux, mobiliser les os de la région : omoplate, humérus, clavicule. La mobilité du stylet accompagnant celle de tel ou tel os, permet de diagnostiquer le *siège de l'ostéite*. Il est très rare, lorsque l'on a découvert une partie d'os dénudé, d'hésiter après une exploration attentive, à déterminer le siège du mal. L'hésitation est plus habituelle lorsque le stylet ne touche pas l'os dénudé. Dans cette circonstance, on n'a que le siège de la douleur, la direction de la fistule, son étendue, qui peuvent servir de guides. Parfois, c'est seulement au cours de l'intervention qu'on reconnaît le point lésé.

Le diagnostic de l'ostéite et de son siège établi, il importe *d'en déterminer la nature*. Nous ne rappellerons pas la marche spécialement insidieuse et lente de l'ostéite tuberculeuse, les qualités de son pus, les caractères de ses fistules.

Grâce à ces divers renseignements, et avec les antécédents héréditaires et personnels du malade, ses tares tuberculeuses concomittantes, le faisceau des probabilités est ordinairement suffisant pour faire affirmer la nature tuberculeuse de l'ostéite. Cependant, il importe de connaître les particularités cliniques des autres espèces d'ostéite.

L'ostéomyélite des adolescents, dont l'omoplate n'est point exempte, débute généralement avec fracas et prend le masque d'une infection générale. Les douleurs locales sont vives, et siègent exactement en un des points juxta-épiphysaires de l'omoplate. L'abcès osseux se forme en quelques jours ; son pus est phlegmoneux, sa fistule ne devient pas fongueuse, violacée et à bords décollés, et l'élimination ou la présence d'un séquestre sont plus fréquents que dans la tuberculose. L'agent causal n'est point le bacille de Koch, mais le plus ordinairement le staphylocoque doré.

Les *ostéites traumatiques* sont consécutives à des fractures compliquées ou à des plaies par arme à feu ; les anamnestiques suffiraient à eux seuls à rapporter les phénomènes cliniques à leur véritable cause, si leur caractère pouvait faire un instant hésiter. Nous n'avons pas trouvé d'exemple où une greffe tuberculeuse se serait secondairement faite sur une ostéite traumatique.

La *syphilis osseuse* héréditaire atteint assez souvent le scapulum. A. Dron a montré plusieurs omoplates où la surface de ces os était recouverte d'une couche épaisse de nouvelle formation hérissée d'ostéophytes, alors qu'à leur intérieur se voyait une médullisation intense avec aréoles remplies çà et là de tissu gélatiniforme.

M. Duzea a également rapporté une observation remarquable d'ostéite syphilitique de l'omoplate (1).

La syphilis acquise atteint plus rarement l'omoplate que les autres os plats. Elle peut amener soit à la suite de la forme gommeuse localisée, soit à la suite de la forme infiltrée, des suppurations et des fistules intarissables que des séquestres entretiennent sans fin.

La nature spécifique des lésions est surtout reconnue par la concomittence ou le souvenir d'accidents syphilitiques héréditaires ou acquis. Le traitement iodo-mercuriel, en tous les cas, jugerait la nature de l'ostéopathie.

Lorsque la tuberculose de l'omoplate se présente avec comme signe unique un abcès froid, son diagnostic devient plus délicat. Il comprend deux termes :

1º La tumeur est-elle un abcès et un abcès froid tuberculeux ?

2º Son origine est-elle une ostéite du scapulum ?

---

(1) DUZEA. *Lyon Médical,* Décembre 1881.

Diverses tumeurs peuvent être confondues avec l'abcès froid.

Parmi les tumeurs solides, un lipome, néoplasme fréquent dans la région scapulaire, peut être pris pour une collection liquide. Son développement tout à fait insidieux, son absence de douleur, sa fausse fluctuation, dans quelque cas remarquablement trompeuse, sont bien faits pour induire en erreur. Mais la régularité de la tumeur n'est pas toujours absolue ; elle est sous-cutanée, alors que l'abcès froid est sous-musculaire ; elle n'est pas accompagnée de phénomènes douloureux dans le voisinage ou dans sa masse ; les ganglions ne sont jamais enflammés, les muscles de l'épaule ne sont point atrophiés. Enfin, la ponction exploratrice reste négative. Les hématomes sous-musculaires dont on a observé un cas dans la fosse sus-épineuse *(Pereira Guimaraes)* se développent très rapidement à la suite d'un traumatisme.

L'os lui-même peut être le siège d'une tumeur solide. Le plus souvent on a affaire à un sarcome. La tumeur dans ces cas accompagne les mouvements du scapulum ; sa consistance est irrégulière et variable en ses divers points, même si elle offre des dégénérescences kystiques par endroit fluctuantes ; les douleurs irradiées sont parfois très vives ; on peut observer de la circulation superficielle et de la chaleur locale ; l'accroissement de la tumeur, la cachexie des néoplasies malignes, amènent enfin au diagnostic.

Lorsque la tumeur est liquide et à marche froide, elle n'est pas fatalement un abcès tuberculeux. Elle pourrait être un *kyste hydatique* musculaire, par exemple (nous ne connaissons aucun cas de ce genre), mais nous doutons que le diagnostic puisse en être établi sans la ponction exploratrice ou si le kyste hydatique était unique.

Les hygromas professionnels des porteurs de fardeaux,

chroniques ou enflammés se reconnaîtront à l'étiologie et à leur situation sous-cutanée.

Les *bourses séreuses* normales deltoïdiennes peuvent être le siège d'épanchements qui pourraient être confondus avec les abcès froids d'origine acromiale ou coracoïdienne que nous avons vus envahir la région du moignon de l'épaule. Le diagnostic est parfois d'autant malaisé qu'un hygroma simple ou à fongosités peut coïncider avec un abcès froid sus-épineux (observ. de Peyrot). Le siège anatomique précis, l'absence de points osseux scapulaires sont les éléments de ce diagnostic.

Enfin, lorsque le diagnostic d'abcès froid aura été établi, il importera encore d'en reconnaître l'origine. C'est là souvent une tâche malaisée. Le siège même de l'abcès situé dans une des fosses sus ou sous-épineuses, le long d'un bord de l'omoplate ou vers son angle inférieur, sa situation sous-musculaire, sont des signes de probabilité.

Les abcès d'origine costale sont certainement plus fréquents que les abcès scapulaires. C'est seulement d'après leur siège, leur forme allongée dans le sens de la côte, leur base indurée, la découverte d'un point costal douloureux de névralgies intercostales, que le diagnostic du siège pourra être établi quelquefois, soupçonné en certain cas.

Ce diagnostic est d'autant plus difficile que parfois il est possible de voir un abcès froid costal perforer l'omoplate et venir faire saillie au-dessus de l'os. M. Thierry a observé un fait semblable :

« Il s'agissait d'une malade atteinte d'abcès froid costal (1) ; le « pus faisait un relief assez peu considérable sous la peau.

---

(1) *Bull. de la Soc. anatom.*, Avril 1889, page 335.

« M. Polaillon, dans le service duquel nous avons observé cette
« malade en 1887, incisa, tomba sur une perforation de l'omoplate
« qui nécessita la résection de tout le tiers inférieur de l'os.
« Il s'écoula une quantité de pus considérable ».

Les abcès froids de la région dorsale qui ont leur origine
dans une ostéite vertébrale se rapportent à leur véritable
cause par la constatation d'un point douloureux épiphy-
saire ou au niveau des lames vertébrales, car, les ostéites
du corps des vertèbres qui échappent à l'exploration donnent lieu à des abcès par congestion, antérieurs plutôt
que postérieurs.

Le mal de Pott cervical donne parfois naissance à des
abcès par congestion sus-claviculaire ou même sus-épineux
qui pourraient en imposer pour des abcès d'origine scapulaire. Nous avons vu qu'il en fut ainsi pour une malade de
M. Poncet, chez qui, pour augmenter les difficultés du diagnostic, une coracoïdite tuberculeuse s'accompagnait de
douleurs cervicales et sous-occipitales des plus violentes.
L'examen attentif de la colonne cervicale et les autres
signes du mal de Pott (paralysies, déformations, etc.) per-
mettront généralement le diagnostic.

Nous n'insisterons pas sur le diagnostic de l'abcès
scapulaire et d'un empyème de nécessité qui s'accompagne
de phénomènes pleuro-pulmonaires trop évidents pour
que l'erreur soit permise.

De même, la *tumeur blanche de l'épaule*, avec ses douleurs articulaires si intenses et les renseignements que
donnent l'exploration de l'humérus, ne fait ordinairement
pas hésiter le chirurgien.

Enfin, lorsque l'ostéite tuberculeuse se traduit par de
simples phénomènes douloureux, elle pourrait être confondue avec des *névralgies*, des *douleurs rhumatoïdes*, de la
périarthrite scapulo-humérale ou des *frottements sous-
scapulaires*.

La localisation précise du point douloureux est la base du diagnostic que la marche de la maladie ne tarderait pas à juger du reste.

CHAPITRE VII

TRAITEMENT

Le traitement des ostéites tuberculeuses de l'omoplate ne diffère pas essentiellement de la thérapeutique des ostéites tuberculeuses en général.

Tout au début, les ostéites tuberculeuses sont trop insidieuses pour légitimer un traitement chirurgical actif. Le chirurgien n'a guère à intervenir qu'au moment de l'apparition de l'abcès froid.

A cette époque, surtout si une douleur localisée et bien nette ne permet pas d'affirmer le siège de la lésion osseuse, il sera en droit de tenter la ponction de l'abcès, suivie d'injections modificatrices (éther iodoformé, glycérine iodoformée), ainsi que le fit M. Delbet dans un cas de tuberculose de l'omoplate.

Le traitement général ne sera pas négligé.

Mais ce traitement palliatif souvent, quelquefois curateur, et qui est la thérapeutique de choix des abcès froids dont la migration est éloignée du foyer tuberculeux non localisé lui-même, ne doit pas être longtemps mis en œuvre dans la tuberculose de l'omoplate, où des déterminations plus radicales doivent être prises parce que leurs résultats sont des plus favorables.

En tous cas, elles s'imposent lorsque des fistules interminables sont créées.

Les interventions sur l'omoplate pour ostéite tuberculeuse conduisent le chirurgien à pratiquer des résections partielles ou rarement des amputations totales.

Les résections partielles qui portent sur le corps de l'os, fosse sus ou sous-épineuse, épine de l'omoplate, sont des opérations ordinairement faciles, dans une région où il n'y a pas d'organes importants, et dont le résultat définitif est excellent.

D'une manière générale, il suffit de considérer la diversité des incisions qui ont été préconisées pour atteindre l'omoplate, et la facilité avec laquelle l'intervention a été effectuée, pour deviner que toutes les méthodes sont bonnes et faciles à exécuter.

I. — Résection de la portion sous-épineuse de l'omoplate. — Demandre et Richet *(Traité d'anatomie)* proposent une incision en **T** renversé, dont la branche verticale suit le bord axillaire de l'os. Chauvel préconise un lambeau unique triangulaire à base axillaire. Arrivé sur le scapulum, on désinsère à la rugine le périoste et les muscles. On dépasse les limites des lésions, on sectionne à la scie à chaîne ou à la pince coupante, l'os dénudé ; on fait la toilette des parties molles en disséquant la paroi des abcès tuberculeux, en enlevant les trajets fistuleux, en réséquant la peau malade. On réunit ordinairement en partie la plaie opératoire, après draînage.

Les usages du membre supérieur sont très peu compromis.

La guérison opératoire est la règle. La guérison définitive est très fréquente. Chauvel cite trois observations où cette opération a été pratiquée pour des lésions diverses (1).

---

(1) CHAUVEL. *Dict. Dechambre, art. omoplate.*

II. — Résection de l'angle inférieur de l'omoplate.
— L'on peut employer les mêmes incisions que précédemment. Beaumont pratiqua une incision en **V** suivant les bords de l'omoplate ; Velpeau, une incision transversale. Dans notre observation personnelle, une incison courbe à sommet inférieur donna beaucoup de jour et rendit la résection très facile. L'os dénudé est soulevé et réséqué avec une scie à manche. La toilette des parties molles se fait comme précédemment. Cette intervention est d'une grande bénignité et les résultats consécutifs sont excellents.

III. — Résection des bords de l'omoplate. — La technique est des plus simples : incision parallèle au bord de l'omoplate ; dénudation de l'os ; résection des parties malades à la pince coupante ; toilette des parties molles. Chauvel rapporte des interventions de ce genre pour affections diverses de Labbé, de Godard, de Textor fils, etc. Nous avons vu que M. Demoulin avait eu une opération semblable à pratiquer. Le succès immédiat et définitif fut parfait.

IV. — Résection de l'épine de l'omoplate. — Elle a été très fréquemment pratiquée. Une incision parallèle à la crête de cette épine suffit à pratiquer l'exérèse. C'est une intervention toute bénigne.

V. — Résection de l'angle supérieur et interne. — Chauvel en a réuni quatre cas, suivis de guérison opératoire, avec résultat fonctionnel excellent chez deux opérés de Ried et d'Heyfelder. L'incision recommandée est une incision en **V** dont les branches suivent, l'une le bord interne, l'autre le bord supérieur.

VI. — Résection de l'acromion. — Une incision courbe le long du bord postérieur ; une incision en **L**, ou une simple incision sur la face supérieure de l'apophyse, mènent directement sur l'os. Deux volets périostiques sont détachés de l'os dont la résection est rendue très facile à la pince coupante. Les résultats fonctionnels sont favorables.

VII. — Résection de la coracoïde. — Chauvel ne cite que le cas de Heine, en 1834.

Nous avons vu que Poncet a réséqué deux fois avec succès la coracoïde. Vincent répéta la même opération ; Mollière fit un grattage de l'os. Les résultats fonctionnels furent très bons.

VIII. — Amputation de l'omoplate. — Cette opération consiste à enlever l'omoplate entière, sauf la glénoïde, la coracoïde et quelquefois l'acromion. Elle est indiquée dans la tuberculose diffuse du scapulum. L'amputation de l'omoplate, respectant les surfaces articulaires de l'épaule et conservant les points d'insertion des muscles du bras (coraco-brachial, longue portion du biceps, longue portion du triceps) est une opération recommandable, car, dans la plupart des cas où elle fut pratiquée (28 cas recueillis par Chauvel) les fonctions du bras furent remarquablement conservées.

Plusieurs procédés opératoires sont préconisés : Janson (1824) aborde l'omoplate par deux incisions demi-elliptiques, la dénude et sépare à la scie le massif acromio-coraco-glénoïdien.

Boyer (1839) préconise une incision en T ; Lisfranc (1846) une incision en croix ; Bœckel et Ollier dénudent l'os sur ses deux faces puis sectionnent les parties à conserver ; Demandre commence par sectionner ces parties, puis luxe le scapulaire de dehors en dedans, pour désinsérer le muscle sous-scapulaire. Ces diverses méthodes peuvent s'inspirer des méthodes de résection sous-périostées de

Ollier et respecter les parties saines de périoste qui, chez les jeunes gens, doivent régénérer l'os.

IX. — Extirpation de l'omoplate.

— Cette intervention a été surtout pratiquée dans le traitement des tumeurs malignes de l'omoplate ; cependant Heyfelder, Jones, Kottmann, Ollier, y ont eu recours contre des caries très étendues de l'omoplate. Nous avons résumé l'observation de Poncet, qui enleva, en des opérations successives, l'omoplate entière d'une sœur de charité. Plusieurs procédés opératoires ont été proposés. Ried (1847) fait une incision verticale le long du bord spinal tout entier ; une seconde incision parallèle coupe l'acromion au niveau de sa partie la plus large ; une troisième incision suit l'épine du scapulum et coupe perpendiculairement les premières ; les diverses incisions ont ainsi la forme d'une **H**.

Syme (1856) fait une incision qui longe l'épine, du milieu de laquelle part une verticale qui se dirige vers l'angle inférieur (incisions en **T**).

Sedillot conseille un lambeau semi-lunaire à sommet convexe inférieur ; Heyfelder, un lambeau à base externe limité par deux incisions, l'une le long du bord spinal, l'autre le long de l'épine ou du bord supérieur ; Michaux, un lambeau en **V** dont les deux branches suivent les deux bords spinal et axillaire de l'omoplate, dont la pointe se dirige vers l'angle inférieur.

Cette diversité d'incisions proposées — et il en est encore d'autres, — permet d'arriver sur l'os. On désinsère alors à la rugine tous les muscles de la face postérieure ; le scapulum est soulevé de dedans en dehors et les insertions du sous-scapulaire sont détachées à leur tour. Le long du col de l'omoplate, les insertions de la capsule sont détruites par renversement progressif de l'os. Les insertions coracoïdiennes, à leur tour, sont libérées et l'os est aisément enlevé.

Les anciens auteurs voyaient dans l'amputation de l'omoplate des difficultés opératoires insurmontables et redoutaient particulièrement les hémorragies. Alphonse Guérin (1) n'a-t-il pas écrit :

« En se rappelant les masses charnues qui recouvrent l'omo-
« plate et le cercle vasculaire qui l'enveloppe, on se décidera
« difficilement à pratiquer la résection de cet os ».

Mais, lorsque le chirurgien prend la précaution de suivre de très près l'os dans sa dénudation, il est remarquable de constater la quantité relativement petite de sang épanché. En tous cas l'hémostase est de nos jours des plus faciles.

M. Ollier a préconisé, dans la résection de l'omoplate, sa technique générale des résections sous-périostées. La régénération de l'os serait possible et dans tous les cas, suivant la remarque de Demandre, la conservation des insertions musculaires au périoste consolide l'union de ces muscles. « On fait ainsi, dit-il, un vaste muscle élévateur des côtes dont les insertions seront en arrière celles de l'angulaire et du rhomboïde, et en avant celles du grand dentelé ».

Les résultats opératoires de cette intervention sont certainement moins favorables que dans l'amputation de l'omoplate avec conservation du massif gléno-coraco-acromial. Néanmoins, il reste au malade un bras utile, un avant-bras et une main normalement efficaces. Ce sont surtout les mouvements de rotation du bras en dehors et d'élévation au-dessus de l'angle droit qui manquent au patient. Mais, en somme, ce sont là les mouvements les moins indispensables du membre supérieur.

---

(1) ALPH. GUÉRIN. *Eléments de chirurgie opératoire,* 1855.

Au point de vue de la gravité opératoire de la résection scapulaire, on ne doit pas tenir compté des pourcentages anciens. Dans les tableaux dressés, il faut du reste tenir compte des causes qui ont nécessité l'intervention (tumeurs malignes, écrasements) et qui entrent pour une large part dans le succès ou l'insuccès opératoire.

Tous les auteurs modernes, du reste, considèrent la résection de l'omoplate comme une intervention bénigne.

OBSERVATIONS

Observation I (personnelle).

Le nommé D.... Eugène, âgé de 46 ans, bijoutier, entré à l'Hôpital Tenon, le 1er mars 1899.

Il raconte qu'à la date du 9 février 1898, il a déjà fait un séjour à l'Hôpital pour y faire soigner un abcès froid apparu au niveau des dernières côtes, sur la ligne prolongeant l'angle inférieur de l'omoplate gauche. Trois semaines après son entrée, on incisa cet abcès et on gratta la poche. Le 15 juin, l'abcès se reforme. Nouvelle intervention, et, sous anesthésie, la résection de la onzième côte est pratiquée. Actuellement, il reste une cicatrice oblique suivant le rebord costal de dix centimètres environ, complètement cicatrisée au centre, rouge et un peu croûteuse à ses deux extrémités.

Vers le commencement de l'année 1899, le malade remarqua une tumeur qui apparaissait vers l'angle inférieur de l'omoplate absolument indolore et qui augmenta progressivement de volume.

A son entrée, le malade présente une tumeur volumineuse, de la grosseur d'une tête de fœtus, oblongue à grand axe oblique en bas et en arrière, empiétant sur la moitié inférieure de l'omoplate, la région thoracique voisine et se prolongeant vers le creux axillaire. Cette tumeur est complètement indolore à la palpation ; elle est très nettement fluctuante et sa consistance est égale en tous ses points. La peau est saine à son niveau. La masse énorme de la tumeur empêche de palper l'omoplate ainsi que les côtes sous-jacentes et d'y révéler un point douloureux. Le malade n'a jamais accusé de douleur quelconque de la région.

Dans les antécédents personnels du malade, on relève une scarlatine d'intensité moyenne en 1885.

Le malade est d'apparence chétive, il est très maigre, mais il affirme n'avoir jamais été bien plus gras qu'à l'époque actuelle. Néanmoins, bien qu'il ne puisse rien préciser à ce sujet, il croit avoir maigri dès l'époque de son affection costale. Il n'a pas eu de bronchite durable, toutefois il tousse un peu le soir. Jamais d'hémoptysies.

A l'auscultation du poumon, on ne découvre pas de signes de bacillose. Le malade a de légères élévations de température vespérales.

Ce malade est marié, sa femme est bien portante. Il a six enfants actuellement bien portants. Quatre autres sont morts, dès leur jeune âge, d'athrepsie ou de diarrhée infantile.

Les antécédents héréditaires sont muets.

L'examen clinique du malade fit poser le diagnostic probable d'ostéite de l'omoplate ayant amené la formation d'un volumineux abcès froid.

Une intervention chirurgicale fut décidée pour le 14 mars 1899.

Anesthésie au chloroforme.

Une incision courbe partant un peu en dehors du bord spinal, au-dessous de l'épine, descend vers l'angle, se prolonge jusqu'à la hauteur de la neuvième côte où elle forme son sommet ; puis elle remonte jusqu'à la paroi costale du creux axillaire. On tombe, au-dessous de la peau, sur la poche de l'abcès, après avoir sectionné quelques fibres musculaires dégénérées ; cette poche incisée largement, il s'en écoule une quantité énorme de pus tuberculeux. L'exploration des parois de l'abcès permet d'arriver sur un point dénudé de l'omoplate où l'on découvre une perforation de part en part, de la dimension d'une pièce de

un franc. A la face antérieure de l'omoplate néanmoins, on ne découvre pas de poche. Les muscles sous-épineux sont désinsérés,
la pointe de l'omoplate est soulevée, et le muscle sous-scapulaire est désinséré à son tour jusqu'au-dessus de la lésion
osseuse. Avec une scie à main on sectionne l'angle inférieur de
l'omoplate. La poche tuberculeuse est alors disséquée dans sa
totalité, jusque dans ses derniers prolongements dont le plus pro-
fond se prolonge jusque dans l'aisselle où sa dissection est soigneusement effectuée. L'épaisseur de la poche est d'environ un
demi-centimètre. La toilette de la région soigneusement faite, tous
les tissus limitants reconnus souples et sains, l'hémostase est
aisément obtenue. Une suture en un plan rapproche au contact les
lambeaux cutanés-musculaires, une mèche et un tube de caout-
chouc assurent l'hémostase et le drainage de la partie déclive de
la plaie.

Pansement compressif.

Les jours suivants, œdème léger de la lèvre du lambeau supérieur dans sa partie déclive, au sommet de la courbe. Il dispa-
raît les jours suivants. La réunion de la plaie se fait par première
intention. Le drain et la mèche étant enlevés dès le troisième
jour, l'orifice persiste une huitaine de jours environ.

Le malade sortit le 10 mai, sa plaie étant en parfait état : la
ligne d'amputation de l'omoplate était légèrement épaissie, mais
indolore. Les mouvements du membre supérieur étaient parfai-
tement conservés.

OBSERVATION II (résumée).

(In Th. de Morel. — Paris 1891).

Catin Jean, 60 ans, frotteur, entré à l'hôpital le 21 avril 1892 dans
le service de M. Duplay, à la Charité.

Antécédents héréditaires sans intérêt.

Le malade qui a eu la variole, aurait fait une fluxion de poi-
trine (?) en 1891. Il tousse en tout temps, l'hiver surtout. Il s'en-
rhume très facilement. A son entrée, le malade présentait alors,

vers l'angle inférieur de l'omoplate gauche, une tuméfaction grosse comme le poing. Cette tuméfaction aurait mis deux mois environ à pousser, elle n'occasionnait aucune douleur. Le malade ignorait même son existence lorsqu'il vint à la Charité ; il venait consulter pour une douleur diffuse du côté gauche du thorax.

Le malade attribue cette tuméfaction à ce fait qu'il aurait reçu trois mois auparavant de violents coups de poing dans la région de l'omoplate.

Il convient d'ajouter qu'il entrait aussi, à ce qu'il dit, dans ses fonctions de frotteur, de porter de lourds fardeaux, des malles, par exemple, et qu'il les portait toujours sur l'épaule gauche.

M. Delbet fit une première intervention : il ouvrit un abcès froid et réséqua une portion d'omoplate. Suites opératoires bonnes.

Comme il restait une forte fistule, M. Delbet, trois mois après, tenta une nouvelle intervention et réséqua encore une partie d'omoplate.

Un mois après, nouvel abcès froid que M. Delbet ponctionna deux fois à 8 jours d'intervalle. Il obtint chaque fois 25 grammes de pus mélangé de sang.

Après cela, le malade parut guéri (octobre 1892). Au mois de septembre 1893, le malade revint à la Charité, parce que de nouvelles fistules s'étaient ouvertes et laissaient écouler de grandes quantités de pus. En décembre, M. Demoulin pratiqua la résection d'une nouvelle portion de l'omoplate. Après cette nouvelle intervention il dut subir douze grattages sans anesthésie, car les fistules persistaient toujours.

Le 8 juillet 1898, M. Demoulin fit une nouvelle intervention. Incision le long du bord spinal. Il tombe sur une tumeur qui recouvre toute la face postérieure de l'omoplate. M. Demoulin se crut en présence d'un sarcome.

L'omoplate entière est réséquée, sauf l'angle supérieur et externe. Toilette des parties molles, résection des trajets fistuleux. Hémostase. Réunion totale sauf à la partie déclive qui est drainée. La cicatrisation se fit par première intention.

L'examen microscopique de l'os montra que l'on était en présence de tuberculose.

Le résultat définitif fut favorable puisque le malade put re-
prendre son métier de frotteur.

Nous avons rapporté cette observation, car il semble
bien que les premières lésions de l'ostéite débutaient au
niveau de l'angle inférieur.

Audry (*Revue de chirurgie*, 1887, page 988) rapporte
également une observation d'Ollier qui nécessita la résection sous-périostée de l'os, et que Morel rapporte dans sa
thèse comme « un cas de plus de tuberculose de l'angle
inférieur de l'omoplate ».

Les détails cliniques et anatomiques ne nous ont pas
paru assez précis pour que nous affirmions à notre tour
l'opinon de Morel, et que nous reproduisions ici l'observation de M. Ollier.

OBSERVATION III

(*Société anatomique,* 1893, **page 77**).

Ostéite de l'omoplate. — Résection complète de l'os.

M. Thévenard présente une omoplate réséquée par M. Duplay
à la Charité. Il existe au niveau du bord spinal, à l'union de
l'épine et de ce bord une perforation laissant passer l'index,
causée par une ostéite bien localisée dans cette région.

Le malade présentait un abcès en bissac situé sous la peau
de la région dorsale et dans la fosse sous-scapulaire, d'où la
difficulté de découvrir la lésion osseuse. Aussi, fit-on trois opérations.

1° Une ouverture de l'abcès avec grattage ;

2° Un râclage des fongosités ;

3° Découverte de la lésion osseuse et résection de l'omoplate.

A propos de la détermination opératoire, M. Hartmann demande pourquoi on a fait une résection totale de l'omoplate pour une lésion aussi limitée. M. Thévenard répond que le diagnostic porté n'avait pas été très précis et que la limitation des lésions n'avait été constatée qu'une fois l'os enlevé.

CONCLUSIONS

1° L'ostéite tuberculeuse primitive de l'omoplate est une affection rare.

2° Elle atteint plus souvent les adultes que les enfants, à l'inverse de la loi générale des ostéites à bacille de Koch.

3° La localisation tuberculeuse se fait ordinairement dans l'épine ou l'acromion, exceptionnellement à la coracoïde, dans le bord spinal de l'omoplate, plus rarement encore à l'angle inférieur.

4° L'ostéite tuberculeuse peut rester discrète, ou infiltrer même le scapulum tout entier ; il n'existe pas d'observation de forme de tuberculose aigüe de l'omoplate.

5° Le symptôme capital de la lésion est la formation d'un abcès froid.

6° Le traitement idéal consiste à réséquer tout ou partie de l'os malade, en curettant ou disséquant les parois des abcès ossifluents et des fistules.

BIBLIOGRAPHIE

AUDRY. — *Revue de Chirurgie*, 1887. Ostéite de l'omoplate.

BŒCKEL. — *Gaz. médicale de Strasbourg*, 1875, n° 2. Contribution à l'étude des résections de l'omoplate.

CHARPY. — Variété chirurgicale du tissu osseux. *Revue chirurgic.*, 1884.

CHASSAIGNAC. — Traité de la suppuration. *Archives médicales*, 1845.

CHAUVEL. — Dictionnaire encyclopédique des sciences médicales. Article : omoplate.

COURTIN. — Thèse Paris 1883. Caries de l'épine de l'omoplate.

DUZEA. — *Lyon médical*, décembre 1884.

DELPECH. — Traité des maladies réputées chirurgicales, 1816.

DEMANDRE. — Thèse Paris 1873. Tumeurs de l'omoplate.

FERGUSSON. — *The Lancet*, 1842.

GODARD. — *Gazette médicale*, 1842.

Alph. GUÉRIN. — Eléments de chirurgie opératoire, 1855.

HEYFELDER. — Traité des résections (traduction française), 1863. *Deutsche klinick*, 1856, page 188. *Deutsche klinick*, 1857.

KŒNIG. — Tuberculose des os et des articulations (traduction française).

LANNELONGUE ET ACHARD. — Congrès de la tuberculose. Berlin 1899. Traumatisme et tuberculose.

LEVREY. — Résection complète du scapulum. Thèse Strasbourg, 1869.

MARJOLIN. — *Bull. Soc. chir.* 2me sem., T. VIII, 1868 : Ostéite suppurée du scapulum.

MICHEL. — *Gaz. heb. méd. et chir.*, 1874 : Contribution à l'étude de l'extirpation de l'omoplate avec conservation du bras.

MICHON. — *Bull. de l'Académie de médecine*, 1864. De l'extirpation de l'omoplate.

MOREL. — Th. Paris 1894. Contribution à l'étude de la tuberculose de l'omoplate.

NÉLATON. — Th. Paris 1836. Recherches sur la tuberculose des os.

NICHET. — *Gaz. méd. de Paris*, 1835.

OLLIER. — Dictionnaire encyclopédique des sciences médicales. Article : Carie.

PÉAN. — Th. Paris 1860.

POIRIER. — Traité d'Anatomie descriptive. Ostéologie.

PONCET. — Traité de chirurgie (Duplay et Reclus). Article : Affections tuberculeuses des os.

THÉVENART. — *Bull. Soc. Anat.*, janvier 1893.

THIERRY. — *Bull. Soc. Anat.*, Avril 1889.

TILLAUX. — *Bull. général de Thérapeutique*, 1868. T. LXXV. Carie de l'épine de l'omoplate.

VELPEAU. — Traité de médecine opératoire. T. III.

VERNEUIL. — Amputations, page 179.

VOLKMANN. — *Centreblatt für chir.*, 1880 et 1888. Tuberculose perforante de la voûte du crâne.

WALTHER. — *Medical ant Sury Reporter*, 557. Philadelphie 1862. *Gazette hebdomadaire*, 1862. Résection du corps de l'omoplate.